CW00418666

Pflanzenkost-Kochbuch Für Einsteiger

Eine Vereinfachte Anleitung Für Einfache
Und Leckere Pflanzliche Diät-Rezepte

Jennifer Smith

Esther Kohler

Die Leser erkennen an, dass der Autor sich nicht an der rechtlichen, finanziellen, medizinischen oder professionellen Beratung beteiligt. Der Inhalt dieses Buches wurde aus verschiedenen Quellen abgeleitet. Bitte wenden Sie sich an einen lizenzierten Fachmann, bevor Sie die in diesem Buch beschriebenen Techniken ausprobieren. Mit der Lektüre dieses Dokuments erklärt sich der Leser damit einverstanden, dass der Autor unter keinen Umständen für direkte oder indirekte Verluste verantwortlich ist, die durch die Verwendung der in diesem Dokument enthaltenen Informationen entstehen, einschließlich, aber nicht beschränkt auf Fehler, Auslassungen oder Ungenauigkeiten.

Inhaltsverzeichnis

BREAKFAST

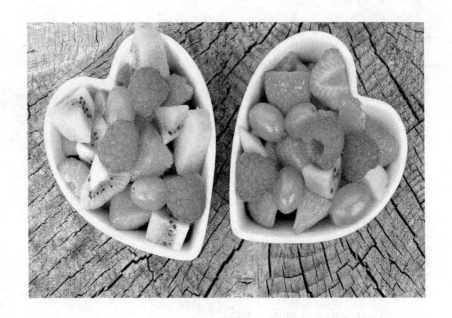

Heidelbeere Französisch Toast Frühstück Muffins

Zubereitungszeit: 55 Minuten

Kochzeit 25 Minuten

Portionen 12

Zutaten

- 1 Tasse ungesüßte Pflanzenmilch
- 1 Esslöffel gemahlener Leinsamen
- 1 Esslöffel Mandelmehl
- 1 Esslöffel Ahornsirup
- 1 Teelöffel Vanilleextrakt
- 1 Teelöffel Zimt
- 2 Teelöffel Nährhefe
- 3/4 Tasse gefrorene Heidelbeeren
- 9 Scheiben weiches Brot
- 1/4 Tasse Hafer
- 1/3 Tasse rohe Pekannüsse
- 1/4 Tasse Kokoszucker
- 3 Esslöffel Kokosbutter, bei Raumtemperatur
- 1/8 Teelöffel Meersalz
- 9 Scheiben Brot, jeweils in 4 geschnitten

Wegbeschreibungen:

1. Den Ofen auf 375°F vorheizen und eine Muffindose

einfetten. Pop auf eine Seite.

2. Finden Sie eine mittlere Schüssel und fügen Sie den Flachs, Mandelmehl, Nährhefe, Ahornsirup, Milch, Vanille und Zimt.

3. Mit einer Gabel gut mischen und dann in den Kühlschrank knallen.

4. Schnappen Sie sich Ihre Küchenmaschine und fügen Sie die Topping Zutaten (außer der Kokosnussbutter. Whizz zu kombinieren.

5. Fügen Sie die Butter dann wieder whizz.

6. Schnappen Sie sich Ihre Muffindose und fügen Sie einen Teelöffel Flachs und Zimt Teig auf den Boden jedes Raumes.

7. Fügen Sie ein Quadrat des Brotes dann oben mit 5-6 Heidelbeeren.

8. Mit 2 Teelöffeln des Crumbles bestreuen und dann mit einem anderen Stück Brot überhäuschen.

9. Legen Sie 5-6 weitere Heidelbeeren über das Brot, bestreuen Sie mit mehr von der Topping dann fügen Sie das andere Stück Brot.

10. Fügen Sie einen Esslöffel flach und Zimt Mischung über die Oberseite und fügen Sie ein paar Heidelbeeren auf der Oberseite.

11. Pop in den Ofen und Kochzeit: für 25-25 Minuten, bis

die Spitze beginnt zu braun.

12. Servieren und genießen.

Ernährung:

Kalorien 228, Gesamtfett 14.4g, gesättigte Fettsäuren 5.1g, Cholesterin 0mg, Natrium 186mg, Gesamtkohlenhydrate 22.9g, Ballaststoffe 4g, Gesamtzucker 7.8g, Protein 4.3g, Calcium 87mg, Eisen 2mg, Potassiuminutes

Haferflocken & Erdnussbutter Frühstücksbar

Zubereitungszeit: 10 Minuten

Kochzeit 0 Minuten

Portionen 8

Zutaten

- 1 1/2 Tassen Datum, Grube entfernt
- 1/2 Tasse Erdnussbutter
- 1/2 Tasse altmodischer Haferhafer

Wegbeschreibungen:

1. Fetten und linie eine 8 "x 8" Backform mit Pergament und Pop auf einer Seite.
2. Schnappen Sie sich Ihre Küchenmaschine, fügen Sie die Daten hinzu und wischen Sie, bis gehackt.
3. Fügen Sie die Erdnussbutter und den Hafer und Puls.
4. In die Backform schaufeln und dann in den

Kühlschrank oder Gefrierschrank knallen, bis sie
eingestellt ist.

5. Servieren und genießen.

Ernährung:

Kalorien 459, Gesamtfett 8,9g, gesättigte Fettsäuren 1,8g,

Cholesterin 0mg, Natrium 77mg, Gesamtkohlenhydrate 98,5g,

Ballaststoffe 11,3 g, Gesamtzucker 79,1g, Protein 7,7g, Calcium

51mg, Kalium 926mg

Griechische Garbanzo Bohnen auf Toast

Zubereitungszeit: 30 Minuten

Kochzeit 5 Minuten

Portionen 2

Zutaten

- 2 Esslöffel Olivenöl

- 3 kleine Schalotten, fein gewürfelt

- 2 große Knoblauchzehen, fein gewürfelt

- 1/4 Teelöffel geräucherter Paprika

- 1/2 Teelöffel süße Paprika

- 1/2 Teelöffel Zimt

- 1/2 Teelöffel Salz

- 1/2-1 Teelöffel Zucker, nach Geschmack

- Schwarzer Pfeffer, nach Geschmack

- 1 x 6 Oz. können Pflaumentomaten schälen

- 2 Tassen gekochte Garbanzo Bohnen

- 4 Scheiben knuspriges Brot, geröstet

- Frische Petersilie und Dill

- Pitted Kalamata Oliven

Wegbeschreibungen:

1. Pop eine Pfanne über eine mittlere Hitze und fügen Sie das Öl.

2. Die Schalotten in die Pfanne und die Kochzeit geben: fünf Minuten lang, bis sie weich sind.

3. Fügen Sie den Knoblauch und Kochzeit: für eine weitere Minute dann fügen Sie die anderen Gewürze in die Pfanne.

4. Gut umrühren und dann die Tomaten hinzufügen.

5. Die Hitze abschalten und auf tief köcheln lassen, bis sich die Sauce verdickt.

6. Die Garbanzo-Bohnen hinzufügen und durchwärmen.

7. Mit Zucker, Salz und Pfeffer würzen und genießen.

Ernährung:

Kalorien 1296, Gesamtfett 47,4g, gesättigtes Fett 8,7g, Cholesterin 11mg, Natrium 1335mg, Gesamtkohlenhydrate 175,7g, Diätballastung 36,3g, Gesamtzucker 25,4g, Protein 49,8g, Calcium 313mg, Eisen 17mg, Kalium 1972mg

Sundried Tomaten & Spargel Quiche

Zubereitungszeit: 1 Stunde 20 Minuten

Kochzeit 40 Minuten

Portionen 8

Zutaten

- 1 1/2 Tasse Allzweckmehl
- 1/2 Teelöffel Salz
- 1/2 Tasse vegane Butter
- 2-3 Esslöffel eiskaltes Wasser
- 1 Esslöffel Kokos- oder Pflanzenöl
- 1/4 Tasse weiße Zwiebel, gehackt
- 1 Tasse frischer Spargel, gehackt
- 3 Esslöffel getrocknete Tomaten, gehackt
- 1 x 14 Unzen Block Medium/fester Tofu, entwässert
- 3 Esslöffel Nährhefe
- 1 Esslöffel Milch ohne Milch
- 1 Esslöffel Allzweckmehl
- 1 Teelöffel dehydrierte hackende Zwiebel
- 2 Teelöffel frischer Zitronensaft
- 1 Teelöffel würziger Senf
- 1/2 Teelöffel Meersalz
- 1/2 Teelöffel Kurkuma

- 1/2 Teelöffel flüssiger Rauch
- 3 Esslöffel frisches Basilikum, gehackt
- 1/3 Tasse veganer Mozzarella-Käse
- Salz und Pfeffer, nach Geschmack

Wegbeschreibungen:

1. Den Ofen auf 350°F vorheizen und 4 x 5" Quiche-Pfannen fetten und zur Seite knallen.

2. Schnappen Sie sich eine mittlere Schüssel und fügen Sie das Mehl und Salz. Gut umrühren.

3. Dann die Butter in Stücke schneiden und zum Mehl hinzufügen, reiben Sie sich mit den Fingern in das Mehl, bis es Brotkrumen ähnelt.

4. Das Wasser dazugeben und zusammenrollen.

5. Ausrollen und in die Quiche-Pfannen geben.

6. 10 Minuten backen, dann aus dem Ofen nehmen und zur Seite knallen.

7. Legen Sie eine Pfanne über eine mittlere Hitze, fügen Sie das Öl und dann fügen Sie die Zwiebeln.

8. Kochzeit: für fünf Minuten bis weich.

9. Spargel und Tomaten einwerfen und die Kochzeit einwerfen: für 5 weitere Minuten. Von der Hitze entfernen und zur Seite knallen.

10. Schnappen Sie sich Ihre Küchenmaschine und fügen Sie

den Tofu, Ernährungshefe, Milch, Mehl, Zwiebeln, Kurkuma, flüssigen Rauch, Zitronensaft und Salz.

11. Rühren, bis glatt und gießen Sie in eine Schüssel.

12. Die Spargelmischung, das Basilikum und den Käse dazugeben und gut rühren.

13. Mit Salz und Pfeffer abschmecken.

14. Löffel in die Tortenkrusten und Pop wieder in den Ofen für 15-20 Minuten, bis gesetzt und durchgegart.

15. Aus dem Ofen nehmen, 20 Minuten abkühlen lassen und dann servieren und genießen.

Ernährung:

Kalorien 175, Gesamtfett 5.1g, gesättigte Fettsäuren 2.3g, Cholesterin 1mg, Natrium 286mg, Gesamtkohlenhydrate 24.2g, Ballaststoffe 2.7g, Gesamtzucker 1.2g, Protein 9.4g, Calcium 118mg, Eisen 3mg, Kalium 252mg

Black Bean Frühstück Burritos

Zubereitungszeit: 30 Minuten

Kochzeit 10 Minuten

Portionen 4

Zutaten

- 3/4 Tasse weißer Reis
- 1 1/2 Tassen Wasser
- 1/4 Teelöffel Meersalz
- 1/2 Limette, entsaftet
- 1/4 Tasse frischer Koriander, gehackt
- 4 kleine rote Kartoffeln, in mundgerechte Stücke geschnitten
- 1/2 rote Zwiebel, in Ringe geschnitten
- 1-2 Esslöffel Olivenöl
- Salz & Pfeffer, nach Geschmack
- 1 Tasse gekochte schwarze Bohnen
- 1/4 Teelöffel je gemahlener Kümmel Knoblauchpulver und Chilipulver
- Salz & Pfeffer, nach Geschmack
- 1/4 reife Avocado
- 1 Limette, entsaftet
- 1 Tasse lila Kohl, dünn geschnitten

- 1 Jalapeno, Samen entfernt, dünn geschnitten
- Prise Salz und schwarzer Pfeffer
- 2 große vegane Mehltortillas weiß oder Weizen
- 1/2 reife Avocado in Scheiben geschnitten
- 1/4 Tasse Salsa
- Heiße Sauce

Wegbeschreibungen:

1. Reis, Wasser und Salz in eine Pfanne geben und zum Kochen bringen.
2. Abdeckung und Kochzeit: auf niedrig bis flauschig dann von der Hitze entfernen und pop auf eine Seite.
3. Legen Sie eine Pfanne über eine mittlere Hitze, fügen Sie 1-2 Esslöffel Olivenöl und fügen Sie die Kartoffeln und Zwiebel.
4. Gut würzen und dann zur Kochzeit lassen: für 10 Minuten, oft rühren.
5. Von der Hitze entfernen und zur Seite knallen.
6. Nehmen Sie eine kleine Pfanne dann fügen Sie die Bohnen, Kreuzkümmel, Knoblauch und Chili. Gut umrühren.
7. Pop bei mittlerer Hitze und zum Kochen bringen. Reduzieren Sie die Hitze, um warm zu halten.
8. Nehmen Sie eine kleine Schüssel und fügen Sie die

Avocado und Limette. Mash zusammen.

9. Den Kohl und den Jalapeno dazugeben und gut umrühren. Saison dann Pop auf einer Seite.

10. Schnappen Sie sich den gekochten Reis und fügen Sie den Limettensaft und Koriander dann mit einer Gabel werfen.

11. Die Tortillas in einer Mikrowelle für 10-20 Sekunden vorsichtig erwärmen und dann die Füllungen hinzufügen.

12. Roll up, servieren und genießen.

Ernährung:

Kalorien 588, Gesamtfett 17.1g, gesättigte Fettsäuren 3.4g, Natrium 272mg, Gesamtkohlenhydrate 94.8g, Diätfaser 16.2g, Gesamtzucker 5g, Protein 18.1g, Calcium 115mg, Eisen 6mg, Kalium 1964mg

Avocado und 'Wurst' Frühstück Sandwich

Zubereitungszeit: 15 Minuten

Kochzeit 2 Minuten

Portionen 1

Zutaten

- 1 vegane Wurstpastete
- 1 Tasse Grünkohl, gehackt
- 2 Teelöffel natives Olivenöl extra
- 1 Esslöffel Pepitas
- Salz und Pfeffer, nach Geschmack
- 1 Esslöffel veganer Mayo
- 1/8 Teelöffel Chipotle Pulver
- 1 Teelöffel jalapeno gehackt
- 1 Englischer Muffin, geröstet
- 1/4 Avocado, in Scheiben geschnitten

Wegbeschreibungen:

1. Eine Pfanne bei großer Hitze aufstellen und einen Tropfen Öl dazugeben.
2. Fügen Sie die vegane Patty und Kochzeit: für 2 Minuten.
3. Drehen Sie die Patty dann fügen Sie den Grünkohl und Pepitas.
4. Gut würzen als Kochzeit: noch ein paar Minuten, bis

das Patty gekocht ist.

5. Finden Sie eine kleine Schüssel und fügen Sie die Mayo, Chipotle Pulver und die Jalapeno. Gut umrühren, um zu kombinieren.

6. Den Muffin auf eine flache Oberfläche legen, mit dem würzigen Mai mit dem Patty aufverbreiten.

7. Fügen Sie die in Scheiben geschnittene Avocado dann servieren und genießen.

Ernährung:

Kalorien 571, Gesamtfett 42.3g, Gesättigte Fettsäuren 10.1g, Cholesterin 36mg, Natrium 1334mg, Gesamtkohlenhydrate 38.6g, Diätfaser 6.6g, Gesamtzucker 3.7g, Protein 14.4g, Calcium 193mg

Schokolade Chip Banane Pfannkuchen

Zubereitungszeit: 15 Minuten

Kochzeit 3 Minuten

Portionen 6

Zutaten

- 1 große reife Banane, püriert
- 2 Esslöffel Kokoszucker
- 3 Esslöffel Kokosöl, geschmolzen
- 1 Tasse Kokosmilch
- 1 1/2 Tassen Vollkornmehl
- 1 Teelöffel Backpulver
- 1/2 Tasse vegane Schokoladenchips
- Olivenöl, zum Braten

Wegbeschreibungen:

1. Schnappen Sie sich eine große Schüssel und fügen Sie die Banane, Zucker, Öl und Milch. Gut umrühren.

2. Mehl und Backpulver dazugeben und wieder rühren, bis es kombiniert ist.

3. Fügen Sie die Schokoladenchips und falten Sie durch dann Pop auf eine Seite.

4. Legen Sie eine Pfanne über eine mittlere Hitze und fügen Sie einen Tropfen Öl.

5. Gießen Sie 1/4 des Teigs in die Pfanne und bewegen

Sie die Pfanne zu decken.

6. Kochzeit: für 3 Minuten dann Flip und Kochzeit: auf der anderen Seite.

7. Wiederholen Sie dies mit den restlichen Pfannkuchen und servieren sie dann.

Ernährung:

Kalorien 315, Gesamtfett 18.2g, gesättigte Fettsäuren 15.1g, Cholesterin 0mg, Natrium 221mg, Gesamtkohlenhydrate 35.2g, Ballaststoffe 2.6g, Gesamtzucker 8.2g, Protein 4.7g, Kalium 209mg

Rauchige Süßkartoffel Tempeh Scramble

Zubereitungszeit: 17 Minuten

Kochzeit 13 Minuten

Portionen 8

Zutaten

- 2 Esslöffel Olivenöl
- 1 kleine Süßkartoffel, fein gewürfelt
- 1 kleine Zwiebel, gewürfelt
- 2 Knoblauchzehen, gehackt
- 8 Unzen Paket tempeh, zerbröselt
- 1 kleine rote Paprika, gewürfelt
- 1 Esslöffel Sojasauce
- 1 Esslöffel gemahlener Kreuzkümmel
- 1 Esslöffel geräucherter Paprika
- 1 Esslöffel Ahornsirup
- Saft von 1/2 Zitrone
- 1 Avocado, in Scheiben geschnitten
- 2 Jakobsmuscheln, gehackt
- 4 Tortillas
- 2 EL. Heiße Sauce

Wegbeschreibungen:

1. Legen Sie eine Pfanne über eine mittlere Hitze und

fügen Sie das Öl.

2. Fügen Sie die Süßkartoffel und Kochzeit: für fünf Minuten, bis sie weich.

3. Zwiebel und Kochzeit hinzufügen: weitere fünf Minuten, bis sie weich sind.

4. Knoblauch und Kochzeit durchrühren: für eine Minute.

5. Tempeh, Pfeffer, Soja, Kreuzkümmel, Paprika, Ahorn und Zitronensaft und Kochzeit hinzufügen: für zwei weitere Minuten.

6. Servieren Sie mit den optionalen Extras dann genießen.

Ernährung:

Kalorien 200, Gesamtfett 12.3g, gesättigte Fettsäuren 2.2g, Cholesterin 0mg, Natrium 224mg, Gesamtkohlenhydrate 19g, Ballaststoffe 3.7g, Gesamtzucker 6.5g, Protein 7.5g, Calcium 64mg, Eisen 2mg, Kalium 430mg

Lebkuchen Waffeln

Zubereitungszeit: 30Minuten

Kochzeit 20 Minuten

Portionen 6

Zutaten

- 1 leicht häufendes Kelch Dinkelmehl
- 1 Esslöffel gemahlene Leinsamen
- 2 Teelöffel Backpulver
- 1/4 Teelöffel Backpulver
- 1/4 Teelöffel Salz
- 1 1/2 Teelöffel gemahlener Zimt
- 2 Teelöffel gemahlener Ingwer
- 4 Esslöffel Kokoszucker
- 1 Tasse Nichtmilch
- 1 Esslöffel Apfelessig
- 2 Esslöffel schwarzer Riemen Melasse
- 1 1/2 Esslöffel Olivenöl

Wegbeschreibungen:

1. Finden Sie Ihr Waffeleisen, Öl großzügig und vorheizen.

2. Finden Sie eine große Schüssel und fügen Sie die trockenen Zutaten hinzu. Gut zusammenrühren.

3. Die nassen Zutaten in eine andere Schüssel geben und rühren, bis sie kombiniert sind.

4. Fügen Sie das Nass zum Trocknen hinzu und rühren Sie dann, bis sie kombiniert sind.

5. Gießen Sie die Mischung in das Waffeleisen und Kochzeit: auf mittlerer Temperatur für 20 Minuten

6. Öffnen Sie sorgfältig und entfernen Sie.

7. Servieren und genießen.

Ernährung:

Kalorien 256, Gesamtfett 14.2g, gesättigte Fettsäuren 2g, Cholesterin 0mg, Natrium 175mg, Gesamtkohlenhydrate 31.2g, Ballaststoffe 3.4g, Gesamtzucker 13.2g, Protein 4.2g, Calcium 150mg, Eisen 2mg, Kalium 369mg

Zimtrollen mit Cashew Frosting

Zubereitungszeit: 30 Minuten

Kochzeit 25 Minuten

Portionen 12

Zutaten

- 3 Esslöffel vegane Butter
- 3/4 Tasse ungesüßte Mandelmilch
- 1/2 Teelöffel Salz
- 3 Esslöffel Gießzucker
- 1 Teelöffel Vanilleextrakt
- 1/2 Tasse Kürbispüree
- 3 Tassen Allzweckmehl
- 2 1/4 Teelöffel getrocknete aktive Hefe
- 3 Esslöffel erweichte vegane Butter
- 3 Esslöffel brauner Zucker
- 1/2 Teelöffel Zimt
- 1/2 Tasse Cashews, 1 Stunde in kochendem Wasser eingeweicht
- 1/2 Tasse Puderzucker
- 1 Teelöffel Vanilleextrakt
- 2/3 Tasse Mandelmilch

Wegbeschreibungen:

1. Ein Backblech fetten und zur Seite knallen.

2. Finden Sie eine kleine Schüssel, fügen Sie die Butter und Pop in die Mikrowelle zu schmelzen.

3. Fügen Sie den Zucker und rühren gut dann beiseite, um abzukühlen.

4. Schnappen Sie sich eine große Schüssel und fügen Sie das Mehl, Salz und Hefe. Gut umrühren, um sich zu mischen.

5. Die gekühlte Butter in einen Krug geben, Kürbispüree, Vanille und Mandelmilch dazugeben. Gut zusammenrühren.

6. Gießen Sie die nassen Zutaten in das Trockene und rühren Sie gut zu kombinieren.

7. Tippen Sie auf eine flache Oberfläche und kneten Sie für 5 Minuten, hinzufügen zusätzliches Mehl nach Bedarf, um zu vermeiden, kleben.

8. Pop zurück in die Schüssel, decken Sie mit Plastikfolie und Pop in den Kühlschrank über Nacht.

9. Am nächsten Morgen den Teig aus dem Kühlschrank nehmen und mit den Fingern nach unten schlagen.

10. Mit einem Nudelholz, rollen, um ein 18" Rechteck zu bilden, dann mit Butter verteilen.

11. Finden Sie eine kleine Schüssel und fügen Sie den Zucker und Zimt. Gut mischen und dann mit der

Butter bestreuen.

12. Den Teig in eine große Wurst rollen und dann in Abschnitte schneiden.

13. Auf das gefettete Backblech legen und an einem dunklen Ort für eine Stunde aufstehen lassen.

14. Den Ofen auf 350°F vorheizen.

15. In der Zwischenzeit, entleeren Sie die Cashews und fügen Sie sie zu Ihrem Mixer. Whizz bis glatt.

16. Fügen Sie den Zucker und die Vanille dann wieder wirbeln.

17. Fügen Sie die Mandelmilch hinzu, bis sie Die gewünschte Konsistenz erreicht.

18. In den Ofen geben und 20 Minuten backen, bis es golden ist.

19. Gießen Sie die Glasur über die Oberseite dann servieren und genießen.

Ernährung:

Kalorien 226, Gesamtfett 6,5g, gesättigte Fettsäuren 3,4g, Cholesterin 0mg, Natrium 113mg, Gesamtkohlenhydrate 38g, Ballaststoffe 1,9g, Gesamtzucker 11,3g, Protein 4,9g, Calcium 34mg, Eisen 2mg, Kalium 153mg

HÄNDE

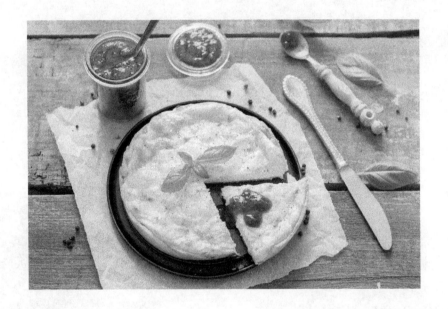

Taco Tempeh Casserole

Zubereitungszeit: 10Minuten

Kochzeit: 20Minuten

Portionen: 4

Zutaten:

- 1 Tempeh, geschreddert
- 1/3 Tasse vegane Mayonnaise
- 8 oz Milch-freier Frischkäse (vegan
- 1 gelbe Zwiebel, in Scheiben geschnitten
- 1 gelbe Paprika, entlüftet und gehackt
- 2 EL Taco Würze
- 1/2 Tasse geschredderter Cheddar-Käse
- Salz und gemahlener schwarzer Pfeffer nach Geschmack

Wegbeschreibungen:

1. Den Ofen auf 400 F vorheizen und eine Backform mit Kochspray einfetten.
2. In das Gericht, legen Sie die Tempeh, Mayonnaise, Cashew-Creme, Zwiebel, Paprika, Taco-Gewürz, und zwei Drittel des Käses, Salz und schwarzen Pfeffer. Mischen Sie die Zutaten und oben mit dem restlichen Käse.
3. Im Ofen 15 bis 20 Minuten backen oder bis der Käse

schmilzt und goldbraun ist.

4. Entfernen Sie die Schale, Teller, und servieren mit
   Salatblättern.

Ernährung:

Kalorien:132, Gesamtfett:11.5g, Gesättigte Fettsäuren4:4.3g,

Total Carbs:7g, Diätfasern:4g, Zucker:2g, Protein:1g,

Natrium:10mg

Ingwer Lime Tempeh

Zubereitungszeit: 10 Minuten

Kochzeit: 40 Minuten

Portionen: 4

Zutaten:

- 5 Kaffir-Limonenblätter
- 1 EL Kreuzkümmelpulver
- 1 EL Ingwerpulver
- 1 Tasse schlichter ungesüßter Joghurt
- 2 pfund tempeh
- Salz und gemahlener schwarzer Pfeffer nach Geschmack
- 1 EL Olivenöl
- 2 Limetten, entsaftet

Wegbeschreibungen:

1. In einer großen Schüssel die Kaffir-Limonenblätter, Kreuzkümmel, Ingwer und joghurt kombinieren. Die Tempeh hinzufügen, mit Salz und schwarzem Pfeffer würzen und gut mischen. Bedecken Sie die Schüssel mit einer Plastikfolie und marinieren Sie im Kühlschrank für 2 bis 3 Stunden.

2. Den Ofen auf 350 F vorheizen und ein Backblech mit Kochspray einfetten.

3. Nehmen Sie die Tempeh heraus und arrangieren Sie auf dem Backblech. Mit Olivenöl, Limettensaft, Deckel mit Aluminiumfolie und langsamer Kochzeit beträufeln: im Ofen 1 bis 1 1/2 Stunden oder bis die Tempeh im Inneren kocht.

4. Entfernen Sie die Aluminiumfolie, drehen Sie die Masthähnchenseite des Ofens auf und bräunen Sie die Oberseite des Tempehs für 5 bis 10 Minuten.

5. Nehmen Sie die Tempeh und servieren warm mit Rotkohl-Slaw.

Ernährung:

Kalorien:285, Gesamtfett:25.6g, gesättigte Fettsäuren:13.6g, Total Carbs:7g, Nahrungsfaser:2g, Zucker:2g, Protein:11g, Natrium:772mg

Gegrillte Tempeh mit grünen Bohnen

Zubereitungszeit: 15 Minuten

Servieren: 4

Wenn es jemals ein Gericht gibt, das die Essenz von BBQ ersetzen kann, wäre dies es! Plus die zusätzlichen Zutaten von grünen Bohnen.

Zutaten

- 1 EL Pflanzenbutter, geschmolzen
- 1 pfund tempeh, in 4 Stücke geschnitten
- 1 Pfund grüne Bohnen, getrimmt
- Salz und schwarzer Pfeffer nach Geschmack
- 2 Zweige Thymian
- 2 EL Olivenöl
- 1 EL reiner Maissirup
- 1 Zitrone, entsaftet

Wegbeschreibungen

1. Eine Grillpfanne bei mittlerer Hitze vorheizen und mit der Pflanzenbutter bürsten.

2. Die Tempeh und die grünen Bohnen mit dem Salz, dem schwarzen Pfeffer würzen und den Thymian in die Pfanne geben. Grillen Sie die Tempeh und grüne Bohnen auf beiden Seiten bis goldbraun und zart, 10 Minuten.

3. Transfer auf Servierplatten.

4. In einer kleinen Schüssel das Olivenöl, Maissirup, Zitronensaft und Nieselregen über das ganze Essen.

5. Warm servieren.

Ernährung:

Kalorien 352

Fette 22,5 g | Kohlenhydrate 21.8g

Protein 22.6g

Seitan Meatza mit Kale

Zubereitungszeit: 10Minuten

Kochzeit: 22Minuten

Portionen: 4

Zutaten:

- 1 lb boden seitan
- Salz und schwarzer Pfeffer nach Geschmack
- 2 Tassen pulverisierte Parmesan-Käse
- 1/4 TL Zwiebelpulver
- 1/4 TL Knoblauchpulver
- 1/2 Tasse ungesüßte Tomatensauce
- 1 TL weißer Essig
- 1/2 TL flüssiger Rauch
- 1/4 Tasse Baby Grünkohl, grob gehackt
- 1 Tasse Mozzarella-Käse

Wegbeschreibungen:

1. Den Ofen auf 400 F vorheizen und eine mittlere Pizzapfanne mit Pergamentpapier und Fett mit Kochspray auslegen. Beiseite.

2. In einer mittleren Schüssel den Seitan, Salz, schwarzen Pfeffer und Parmesankäse kombinieren. Die Mischung auf der Pizzapfanne verteilen, um der Form der Pfanne zu entsprechen. Im Ofen 15 Minuten backen oder bis

das Fleisch kocht.

3. In einer mittelgroßen Schüssel Zwiebelpulver, Knoblauchpulver, Tomatensauce, Essig und flüssigen Rauch mischen. Die Fleischkruste aus dem Ofen nehmen und die Tomatenmischung darüber verteilen. Den Grünkohl dazugeben und mit dem Mozzarella-Käse bestreuen.

4. Im Ofen 7 Minuten backen oder bis der Käse schmilzt.

5. Aus dem Ofen nehmen, in Scheiben schneiden und warm servieren.

Ernährung:

Kalorien:601, Gesamtfett:51.8g, Gesättigte Fettsäuren:16.4g, Total Kohlenhydrate:18g, Ballaststoffe:5g, Zucker:3g, Protein:23g, Natrium:398mg

Seitan Pilz Burger

Zubereitungszeit: 15 Minuten

Kochzeit: 13 Minuten

Portionen: 4

Zutaten:

- 1 1/2 lb Boden seitan
- Salz und gemahlener schwarzer Pfeffer nach Geschmack
- 1 EL ungesüßte Tomatensauce
- 6 große Portobello Kappen, destemmed
- 1 EL Olivenöl
- 6 Scheiben Cheddar-Käse

Zum Topping:

- 4 Salatblätter
- 4 große Tomatenscheiben
- 1/4 Tasse Mayonnaise

Wegbeschreibungen:

1. In einer mittelgroßen Schüssel die Seitan, Salz, schwarzen Pfeffer und Tomatensauce kombinieren. Mit Ihren Händen, formen Sie die Mischung in 4 Patties, und beiseite stellen.

2. Die Pilze unter fließendem Wasser abspülen und trocken klopfen.

3. Das Olivenöl in einer mittleren Pfanne erhitzen; Platz in den Portobello Kappen und Kochzeit: bis erweicht, 3 bis 4 Minuten. Auf eine Servierplatte geben und beiseite stellen.

4. Die Seitan-Patties in die Pfanne geben und auf beiden Seiten braten, bis braun und verdichtet, 8 Minuten. Legen Sie die veganen Cheddar-Scheiben auf das Essen, lassen Sie das Schmelzen für 1 Minute und heben Sie jedes Patty auf jede Pilzkappe.

5. Den Salat darüber teilen, dann die Tomatenscheiben, und etwas Mayonnaise hinzufügen.

6. Sofort servieren.

Ernährung:

Kalorien:304, Gesamtfett:29g, gesättigte Fettsäuren:23.5g, Total Carbs:8g, Ballaststoffe:3g, Zucker:1g, Protein:8g, Natrium:8mg

Brokkoli Tempeh Alfredo

Zubereitungszeit: 10Minuten

Kochzeit: 15Minuten

Portionen: 4

Zutaten:

- 6 Scheiben tempeh, gehackt
- 2 EL Butter
- 4 Tofu, in 1-Zoll-Würfel geschnitten
- Salz und gemahlener schwarzer Pfeffer nach Geschmack
- 4 Knoblauchzehen, gehackt
- 1 Tasse Baby Grünkohl, gehackt
- 1 1/2 Tassen vollfetten schweren Creaminutes
- 1 mittlerer Kopf Brokkoli, in Röschen geschnitten
- 1/4 Tasse geschredderter Parmesankäse

Wegbeschreibungen:

1. Die Tempeh bei mittlerer Hitze in eine mittlere Pfanne geben und bis knusprig und braun braten, 5 Minuten. Löffel auf einen Teller und beiseite stellen.

2. Die Butter in der gleichen Pfanne schmelzen, den Tofu mit Salz und schwarzem Pfeffer würzen und Kochzeit: auf beiden Seiten bis goldern-braun. Löffel auf den Teller des Tempehs und beiseite stellen.

3. Den Knoblauch in die Pfanne geben, 1 Minute sautieren.

4. Die fettige, fettige Sahne, Tofu und Tempeh und Grünkohl mischen, 5 Minuten köcheln lassen oder bis sich die Sauce verdickt.

5. In der Zwischenzeit den Brokkoli in eine große Safe-Mikrowellenschüssel geben, mit etwas Wasser bestreuen, mit Salz und schwarzem Pfeffer abschmecken und Mikrowelle für 2 Minuten oder bis der Brokkoli weich wird.

6. Den Brokkoli in die Sauce löffeln, mit dem Parmesankäse aufziehen, rühren und Kochen: bis der Käse schmilzt. Schalten Sie die Hitze aus.

7. Löffel die Mischung in eine Servierplatte und servieren warm.

Ernährung:

Kalorien:193, Gesamtfett:20.1g, gesättigte Fettsäuren:12.5g, Total Carbs:3g, Diätfasern:0g, Zucker:2g, Protein:1g, Natrium:100mg

Tofu Mozzarella

Zubereitungszeit: 10Minuten

Kochzeit: 35Minuten

Portionen: 4

Zutaten:

- 11/2 lb Tofu, in der Längsrichtung halbiert
- Salz und gemahlener schwarzer Pfeffer nach Geschmack
- 2 Eier
- 2 EL italienische Würze
- 1 Prise rote Chiliflocken
- 1/2 Tasse in Scheiben geschnitten Pecorino Romano Käse
- 1/4 Tasse frische Petersilie, gehackt
- 4 EL Butter
- 2 Knoblauchzehen, gehackt
- 2 Tassen zerkleinerte Tomaten
- 1 EL getrocknetes Basilikum
- Salz und gemahlener schwarzer Pfeffer nach Geschmack
- 1/2 lb geschnittener Mozzarella-Käse

Wegbeschreibungen:

1. Den Ofen auf 400 F vorheizen und eine Backform mit Kochspray einfetten. Beiseite.

2. Den Tofu mit Salz und schwarzem Pfeffer würzen; Beiseite.

3. In einer mittleren Schüssel die Eier mit der italienischen Würze und roten Chiliflocken bestreuen. Kombinieren Sie auf einem Teller den Pecorino Romano Käse mit Petersilie.

4. Die Butter in einer mittleren Pfanne bei mittlerer Hitze schmelzen.

5. Den Tofu schnell in die Eiermischung tauchen und dann großzügig in die Käsemischung ausbaggern. In die Butter geben und auf beiden Seiten braten, bis der Käse schmilzt und goldbraun ist, 8 bis 10 Minuten. Auf einen Teller legen und beiseite stellen.

6. Den Knoblauch in der gleichen Pfanne anbraten und in die Tomaten mischen. Top mit Basilikum, Salz und schwarzem Pfeffer und Kochzeit: für 5 bis 10 Minuten. Gießen Sie die Sauce in die Backform.

7. Die Tofustücke in die Sauce legen und mit dem Mozzarella-Käse überziehen. Im Ofen 10 bis 15 Minuten backen oder bis der Käse vollständig schmilzt.

8. Entfernen Sie das Gericht und servieren Sie mit grünen

Blattsalat.

Ernährung:

Kalorien:140, Gesamtfett:13.2g, gesättigte Fettsäuren:7.1g,
Total Carbs:2g, Ballaststoffe:0g, Zucker:0g, Protein:3g,
Natrium:78mg1

Indischer Stil Tempeh Bake

Zubereitungszeit: 10Minuten

Kochzeit: 26Minuten

Portionen: 4

Zutaten:

- 3 EL ungesalzene Butter
- 6 Tempeh, in 1-Zoll-Würfel geschnitten
- Salz und gemahlener schwarzer Pfeffer nach Geschmack
- 2 1/2 EL Garam Masala
- 1 Tasse Babyspinat, fest gepresst
- 11/4 Tassen Kokoscreaminutes
- 1 EL frischer Koriander, fein gehackt

Wegbeschreibungen:

1. Den Ofen auf 350 F vorheizen und eine Backform mit Kochspray einfetten. Beiseite.

2. Das Ghee in einer mittleren Pfanne bei mittlerer Hitze erhitzen, die Tempeh mit Salz und schwarzem Pfeffer würzen und Kochzeit: im Öl auf beiden Seiten bis golden auf der Außenseite, 6 Minuten.

3. Mischen Sie in der Hälfte der Garam Masala und übertragen Sie die Tempeh (mit Säften in die Backform.

4. Den Spinat dazugeben und die Kokoscreme darüber verteilen. Im Ofen 20 Minuten backen oder bis die Sahne sprudelt.

5. Die Schale entfernen, mit Koriander garnieren und mit Blumenkohl Couscous servieren.

Ernährung:

Kalorien:598, Gesamtfett:56g, gesättigte Fettsäuren:18.8g, Total Carbs12:g, Diätfaser:3g, Zucker:5g, Protein:15g, Natrium:762mg

Avocado Seitan

Zubereitungszeit: 10 Minuten

Kochzeit: 2 Stunden 15 Minuten

Portionen: 4

Zutaten:

- 1 weiße Zwiebel, fein gehackt
- 1/4 Tasse Gemüsebrühe
- 3 EL Kokosöl
- 3 EL Tamarisauce
- 3 EL Chili
- 1 EL Rotweinessig
- Salz und gemahlener schwarzer Pfeffer nach Geschmack
- 2 lb Seitan
- 1 große Avocado, halbiert und entsteint
- 1/2 Zitrone, entsaftet

Wegbeschreibungen:

1. In einem großen Topf die Zwiebel, Gemüsebrühe, Kokosöl, Tamarisauce, Chilipfeffer, Rotweinessig, Salz, schwarzen Pfeffer kombinieren. Fügen Sie den Seitan, schließen Sie den Deckel, und Kochen Zeit: bei niedriger Hitze für 2 Stunden.

2. Das Avocado-Fruchtfleisch in eine Schüssel geben, den

Zitronensaft dazugeben und mit einer Gabel die Avocado zu einem Püree zermahlen. Beiseite.

3. Wenn Sie bereit sind, schalten Sie die Hitze aus und mischen Sie die Avocado ein. Passen Sie den Geschmack mit Salz und schwarzem Pfeffer an.

4. Löffel auf eine Servierplatte und warm servieren.

Ernährung:

Kalorien:412, Gesamtfett:43g, gesättigte Fettsäuren:37g, Total Carbs:9g, Ballaststoffe:3g, Zucker:0g, Protein:5g, Natrium:12mg

Tofu Fajita Schale

Zubereitungszeit: 5Minuten

Kochzeit: 10Minuten

Portionen: 4

Zutaten:

- 2 EL Olivenöl

- 11/2 lb Tofu, in Streifen geschnitten

- Salz und gemahlener schwarzer Pfeffer nach Geschmack

- 2 EL Tex-Mex Würze

- 1 kleiner Eisbergsalat, gehackt

- 2 große Tomaten, entlüftet und gehackt

- 2 Avocados, halbiert, entsteint und gehackt

- 1 grüne Paprika, entstellt und dünn geschnitten

- 1 gelbe Zwiebel, dünn geschnitten

- 4 EL frische Korianderblätter

- 1/2 Tasse geschreddert Molkerei - kostenlose Parmesan-Käse-Mischung

- 1 Tasse schlichter ungesüßter Joghurt

Wegbeschreibungen:

1. Das Olivenöl in einer mittleren Pfanne bei mittlerer

Hitze erhitzen, den Tofu mit Salz, schwarzem Pfeffer und Tex-Mex-Gewürz würzen. In dem Öl auf beiden Seiten bis golden und gekocht, 5 bis 10 Minuten braten. Transfer auf eine Platte.

2. Den Salat in 4 Servierschüsseln teilen, den Tofu oben teilen und tomaten, avocados, paprika, zwiebel, koriandert und Käse hinzufügen.

3. Top mit Dollops von einfachem Joghurt und sofort mit niedrigen Carb Tortillas servieren.

Ernährung:

Kalorien:263, Gesamtfett:26.4g, Gesättigte Fettsäuren:8.8g, Total Carbs:4g, Nahrungsfaser:1g, Zucker:3g, Protein:4g, Natrium:826mg

Tofu- Seitan Casserole

Zubereitungszeit: 10Minuten

Kochzeit: 20Minuten

Portionen: 4

Zutaten:

- 1 Tofu, geschreddert

- 7 oz seitan, gehackt

- 8 oz Milch-freier Frischkäse (vegan

- 1 EL Dijon Senf

- 1 EL Schlichtessig

- 10 un geschreddert Cheddar-Käse

- Salz und gemahlener schwarzer Pfeffer nach Geschmack

Wegbeschreibungen:

1. Den Ofen auf 350 F vorheizen und eine Backform mit Kochspray einfetten. Beiseite.

2. Den Tofu und Seitan in den Boden des Tellers verteilen.

3. In einer kleinen Schüssel die Cashewcreme, Dijon-Senf, Essig und zwei Drittel des Cheddar-Käses mischen. Die Mischung auf Tofu und Seitan verteilen, mit Salz und schwarzem Pfeffer abschmecken und mit dem restlichen Käse bedecken.

4. Im Ofen 15 bis 20 Minuten backen oder bis der Käse

schmilzt und goldbraun ist.

5. Entfernen Sie die Schale und servieren sie mit gedämpften Kragen.

Ernährung:

Kalorien475:, Gesamtfett:41.2g, gesättigte Fettsäuren:12.3g, Total Carbs:6g, Ballaststoffe:3g, Zucker:2g, Protein:24g, Natrium:755mg

SIDES UND SALADS

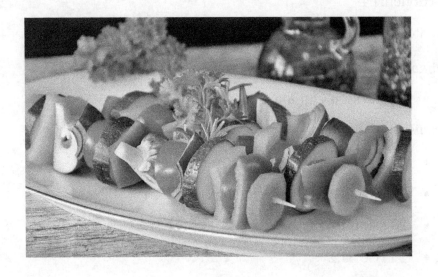

Beladener Kale Salat

Zubereitungszeit: 10 Minuten

Kochzeit: 0 Minuten

Gesamtzeit: 10 Minuten

Portionen: 04

Zutaten:

Quinoa:

- 3/4 Tassen Quinoa, gekocht und entwässert

Gemüse:

- 4 große Karotten, halbiert und gehackt
- 1 ganze Rübe, in Scheiben geschnitten
- 2 Esslöffel Wasser
- 1 Prise Salz
- 1/2 Teelöffel Currypulver
- 8 Tassen Grünkohl, gehackt
- 1/2 Tassen Kirschtomaten, gehackt
- 1 reife Avocado, gewürfelt
- 1/4 Tasse Hanfsamen
- 1/2 Tasse Sprossen

Dressing:

- 1/3 Tasse Tahini
- 3 Esslöffel Zitronensaft

- 1-2 Esslöffel Ahornsirup

- 1 Prise Salz

- 1/4 Tasse Wasser

So bereiten Sie sich vor:

1. Kombinieren Sie alle Dressing-Zutaten in einer kleinen Schüssel.

2. In einer Salatschüssel, werfen Sie in alle Gemüse, Quinoa, und Dressing.

3. Mischen Sie sie gut und dann kühl, um zu kühlen.

4. Dienen.

Nährwerte:

Kalorien 72

Fett insgesamt 15,4 g

Gesättigtes Fett 4,2 g

Cholesterin 168 mg

Natrium 203 mg

Gesamt Kohlenhydrate 28,5 g

Zucker 1,1 g

Faser 4 g

Protein 7,9 g

Süßkartoffel & Avocadosalat

Zubereitungszeit: 10 Minuten

Kochzeit: 20 Minuten

Gesamtzeit: 30 Minuten

Portionen: 50

Zutaten:

Süßkartoffel:

- 1 große Bio-Süßkartoffel, gewürfelt
- 1 Esslöffel Avocado oder Kokosöl
- 1 Prise Salz

Dressing:

- 1/4 Tasse Tahini
- 2 Esslöffel Zitronensaft
- 1 Esslöffel Ahornsirup
- 1 Prise Salz
- Wasser

Salat:

- 5 Tassen Grüns der Wahl
- 1 mittelreife Avocado, gehackt
- 2 Esslöffel Hanfsamen

So bereiten Sie sich vor:

1. Heizen Sie Ihren Ofen auf 375 Grad vor.

2. Auf ein gefettetes Backblech, die Süßkartoffel mit Salz und Öl bestochen.

3. Die Kartoffeln 20 Minuten im Ofen backen, auf halbem Weg hindurch drehen.

4. Kombinieren Sie alle Dressing-Zutaten in einer kleinen Schüssel.

5. In einer Salatschüssel, werfen Sie in alle Gemüse, Bratkartoffeln und Dressing.

6. Mischen Sie sie gut und dann kühl, um zu kühlen.

7. Dienen.

Nährwerte:

Kalorien 119

Gesamtfett 14 g

Gesättigte Fettsäuren 2 g

Cholesterin 65 mg

Natrium 269 mg

Karben insgesamt 19 g

Faser 4 g

Zucker 6 g

Protein 5g

Französischer Kartoffelsalat

Zubereitungszeit: 10 Minuten

Kochzeit: 0 Minuten

Gesamtzeit: 10 Minuten

Portionen: 04

Zutaten:

Kartoffeln:

- 2 Pfund Baby gelbe Kartoffeln, gekocht, geschält und gewürfelt
- 1 Prise Salz und schwarzer Pfeffer
- 1 Esslöffel Apfelessig
- 1 Tasse grüne Zwiebel, gewürfelt
- 1/4 Tasse frische Petersilie, gehackt

Dressing:

- 21/2 Esslöffel brauner Senf
- 3 Knoblauchzehen, gehackt
- 1/4 Teelöffel Salz und schwarzer Pfeffer
- 3 Esslöffel Rotweinessig
- 1 Esslöffel Apfelessig
- 3 Esslöffel Olivenöl
- 1/4 Tasse Dill, gehackt

Wie man vorbereitet:

1. Kombinieren Sie alle Dressing-Zutaten in einer Salatschüssel.

2. In einer Salatschüssel, werfen Sie in alle Gemüse, Gewürze, und Dressing.

3. Mischen Sie sie gut und dann kühl, um zu kühlen.

4. Dienen.

MangoSalat mit Erdnussdressing

Zubereitungszeit: 10 Minuten

Kochzeit: 0 Minuten

Gesamtzeit: 10 Minuten

Portionen: 04

Zutaten:

Salat:

- 1 Kopf Buttersalat, gewaschen und gehackt
- 1 1/2 Tassen Karotten, geschreddert
- 1 1/4 Tassen Rotkohl, geschreddert
- 1 große reife Mango, gewürfelt
- 1/2 Tasse frischer Koriander, gehackt

Dressing:

- 1/3 Tasse cremige Erdnussbutter
- 2 1/2 Esslöffel Limettensaft
- 1 1/2 Esslöffel Ahornsirup
- 2 Teelöffel Chili-Knoblauchsauce
- 3 Esslöffel Kokos-Aminos

So bereiten Sie sich vor:

1. Kombinieren Sie alle Dressing-Zutaten in einer kleinen Schüssel.

2. In einer Salatschüssel, werfen Sie in alle Gemüse,

Gewürze, und Dressing.

3. Mischen Sie sie gut und dann kühl, um zu kühlen.

4. Dienen.

Nährwerte:

Kalorien 305

Fett insgesamt 11,8 g

Gesättigtes Fett 2,2 g

Cholesterin 56 mg

Natrium 321 mg

Karben insgesamt 34,6 g

Fasern 0,4 g

Zucker 2 g

Protein 7 g

Blumenkohl & Linsensalat

Zubereitungszeit: 10 Minuten

Kochzeit: 25 Minuten

Gesamtzeit: 35 Minuten

Portionen: 04

Zutaten:

Blumenkohl:

- 1 Kopf Blumenkohl, Blüten
- 1 1/2 Esslöffel geschmolzenes Kokosöl
- 1 1/2 Esslöffel Currypulver
- 1/4 Teelöffel Salz

Salat:

- 5 Tassen gemischte Grüns
- 1 Tasse gekochte Linsen
- 1 Tasse rote oder grüne Trauben, halbiert
- Frischer Koriander

Tahini Dressing:

- 41/2 Esslöffel grüne Currypaste
- 2 Esslöffel tahini
- 2 Esslöffel Zitronensaft
- 1 Esslöffel Ahornsirup
- 1 Prise Salz

- 1 Prise schwarzer Pfeffer

- Wasser zu dünn

So bereiten Sie sich vor:

1. Heizen Sie Ihren Ofen auf 400 Grad F vor.

2. Auf ein gefettetes Backblech, Blumenkohl mit Salz, Currypulver und Öl zu bestochen.

3. Den Blumenkohl 25 Minuten im Ofen backen.

4. Kombinieren Sie alle Dressing-Zutaten in einer kleinen Schüssel.

5. In einer Salatschüssel, in das ganze Gemüse werfen, Blumenkohl geröstet und Dressing.

6. Mischen Sie sie gut und dann kühl, um zu kühlen.

7. Dienen.

Nährwerte:

Kalorien 212

Gesamtfett 7 g

Gesättigtes Fett 1,3 g

Cholesterin 25 mg

Natrium 101 mg

Gesamt Kohlenhydrate 32,5 g

Zucker 5,7 g

Faser 6 g

Protein 4 g

Squash & Granatapfelsalat

Zubereitungszeit: 10 Minuten

Kochzeit: 0 Minuten

Gesamtzeit: 10 Minuten

Portionen: 04

Zutaten:

Gemüse:

- 5 Tassen Butternusskürbis, gekocht, geschält und gewürfelt
- 1 Esslöffel Kokosöl, geschmolzen
- 1 Esslöffel Kokoszucker
- 1 Prise Cayennepfeffer
- 1 gesundes Prisensalz
- 1/2 Teelöffel gemahlener Zimt
- 2 Esslöffel Ahornsirup

Nüsse:

- 1 Tasse rohe Pekannüsse
- 2 Teelöffel Kokosöl
- 1 Esslöffel Ahornsirup
- 1 Esslöffel Kokoszucker
- 1 Prise Cayennepfeffer
- 1 Prise Salz

- 1/2 Teelöffel gemahlener Zimt

Granatapfel Dressing:

- 1/4 Tasse Granatapfelmelasse
- 2 Tassen gemischte Grüns
- Saft aus 1/2 einer mittleren Zitrone
- 2 Teelöffel Olivenöl
- 1 Prise Salz
- Schwarzer Pfeffer, nach Geschmack
- 1/2 Tasse Granatapfel Arils
- 1/4 Tasse rote Zwiebel, in Scheiben geschnitten

So bereiten Sie sich vor:

1. In einer Salatschüssel Butternusswürfel und alle Salatzutaten dazugeben.

2. In einer separaten Schüssel alle Nüsse zusammenwerfen.

3. Bereiten Sie das Dressing vor, indem Sie alle Dressing-Zutaten in einer anderen Schüssel mischen.

4. Nüsse und Dressing in den Squash geben und gut vermischen.

5. Dienen.

Nährwerte:

Kalorien 210.6

Gesamtfett 10,91 g

Gesättigtes Fett 7,4 g

Natrium 875 mg

Kalium 604 mg

Kohlenhydrate 25,6 g

Faser 4,3 g

Zucker 7,9 g

Protein 2,1 g

Nährwerte:

Kalorien 197

Gesamtfett 4 g

Gesättigtes Fett 0,5 g

Cholesterin 135 mg

Natrium 790 mg

Karben insgesamt 31 g

Faser 12,2 g

Zucker 2,5 g

Protein 11 g

SOUPS UND STEWS

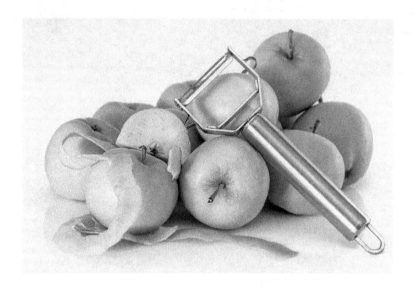

Herby Cheddar Soup

Zubereitungszeit: 12 Minuten

Kochzeit: 23 Minuten

Portionsgröße: 4

Zutaten:

- 5 EL Butter
- 6 Scheiben veganer Speck, gehackt
- 1 kleine gelbe Zwiebel, grob gehackt
- 3 Knoblauchzehen, gehackt
- 2 EL fein gehackter Rosmarin
- 1 EL gehackter frischer Oregano
- 1 EL gehackter frischer Estragon
- 2 Tassen geschält und gewürfelt Parsnips
- 3 1/2 Tassen Gemüsebrühe
- Salz und frisch gemahlener schwarzer Pfeffer nach Geschmack
- 1 Tasse ungesüßte Mandelmilch
- 1 Tasse geriebener Cheddar-Käse
- 2 EL gehackte Jakobsmuscheln zum Garnieren

Wegbeschreibungen:

1. Bei mittlerer Hitze 1 Esslöffel Butter in einem großen Topf schmelzen. In veganem Speck bis gebräunt und knusprig, 5 Minuten braten. Auf eine mit Papiertuch

gefütterte Platte geben und beiseite stellen.

2. Restbutter im selben Topf schmelzen und Zwiebel, Knoblauch, Rosmarin, Oregano und Estragon bis duftend, 3 Minuten anbraten.

3. Parsnips und Gemüsebrühe unterrühren, mit Salz und schwarzem Pfeffer abschmecken und Kochzeit: (bedecktbis Parsnips weich, 10 bis 12 Minuten.

4. Mit einem Tauchmixer, verarbeiten Zutaten, bis glatt. Mandelmilch und Cheddar-Käse unterrühren; mit häufigem Rühren köcheln, bis der Käse schmilzt, 3 Minuten.

5. Suppen in Servierschüsseln aufteilen, mit veganem Speck bedecken und mit Jakobsmuscheln garnieren.

6. Warm servieren mit niedrigem Kohlenhydratbrot.

Ernährung:

Kalorien 775, Gesamtfett 57,42g, Total Kohlenhydrate 8,63g, Ballaststoffe 2,1g, Nettokohlenhydrate 6,53g, Protein 18,2g

Cremige Tofu Pilzsuppe

Zubereitungszeit: 10 Minuten

Kochzeit: 14 Minuten

Portionsgröße: 4

Zutaten:

- 1 EL Olivenöl
- 2/3 Tasse in Scheiben geschnitten weiße Knopfpilze
- 1 große weiße Zwiebel, fein gehackt
- 1 Knoblauchzehe, gehackt
- 1 TL Ingwerpüree
- 1 Tasse Gemüsebrühe
- 2 Rüben, geschält und gehackt
- Salz und frisch gemahlener schwarzer Pfeffer nach Geschmack
- 2 (14 ozsilken Tofu, entwässert und gespült
- 2 Tassen ungesüßte Mandelmilch
- 1 EL frisch gehackter Oregano
- 1 EL frisch gehackte Petersilie zum Garnieren
- 1 EL gehackte Walnüsse zum Topping

Wegbeschreibungen:

1. Bei mittlerem Feuer Olivenöl in einem großen Topf und Kochzeit erhitzen: Pilze bis erweicht, 5 Minuten. Auf eine Platte nehmen und beiseite stellen.

2. Zwiebel, Knoblauch und Ingwerpüree hinzufügen und anbraten, bis sie duftend und weich sind.

3. In Gemüsebrühe, Rüben, Salz und schwarzen Pfeffer gießen. Kochzeit: bis Dierüben erweichen, 6 Minuten.

4. Fügen Sie Seidentofu und mit einem ImmersionMixer, pürieren Zutaten bis sehr glatt.

5. Pilze unterrühren und köcheln lassen, bis sich die Pilze durcherhitzen, 2 bis 3 Minuten. Achten Sie darauf, Suppe häufig zu rühren, um Tofu vor Demenkzulösen zu verhindern.

6. Mandelmilch hinzufügen und mit Salz und schwarzem Pfeffer abschmecken. Oregano und Tellersuppe unterrühren.

7. Mit Petersilie garnieren und mit Soja-Chorizo-Chips servieren.

Ernährung:

Kalorien 923, Gesamtfett 8,59g, Total Kohlenhydrate 12,23g, Ballaststoffe 4,8g, Nettokohlenhydrate 7,43g, Protein 23,48g

Cremige Zwiebelsuppe

Zubereitungszeit: 15 Minuten

Kochzeit: 1 Stunde 5 Minuten

Portionsgröße: 4

Zutaten:

- 1 EL Olivenöl
- 2 EL Butter
- 3 Tassen dünn geschnittene weiße Zwiebeln
- 2 Knoblauchzehen, gepresst
- 1/2 Tasse trockener Weißwein
- 2 TL Mandelmehl
- 3 EL frisch gehackter Rosmarin
- Salz und frisch gemahlener schwarzer Pfeffer nach Geschmack
- 2 Tassen heiße Gemüsebrühe
- 2 Tassen ungesüßte Mandelmilch
- 1 Tasse geriebener Pecorino Romano Käse

Wegbeschreibungen:

1. Bei mittlerem Feuer Olivenöl und Butter in einem großen Topf erhitzen. Zwiebeln anbraten, bis sie erweicht sind, 10 Minuten, regelmäßig rühren, um eine Bräunung zu vermeiden. Reduzieren Sie die Hitze auf niedrig und kochen Sie 15 Minuten lang weiter.

2. Knoblauch hinzufügen; Kochzeit: weiter, bis Zwiebeln karamellisieren, während noch unter Rühren, 10 Minuten.

3. Weißwein, Mandelmehl unterrühren und die Hitze erhöhen. Mit Rosmarin, Salz und schwarzem Pfeffer würzen und in Gemüsebrühe gießen. Topf abdecken, kochen lassen und dann 30 Minuten köcheln lassen.

4. In Mandelmilch und die Hälfte Pecorino Romano Käse gießen. Rühren, bis Käse schmilzt; Geschmack mit Salz und schwarzem Pfeffer anpassen.

5. Löffelsuppe in Servierschüsseln, mit Restkäse auffüllen und warm servieren.

Ernährung:

Kalorien 340, Gesamtfett 23,43g, Total Kohlenhydrate 7,24g, Ballaststoffe 1,6g, Nettokohlenhydrate 5,64g, Protein 15,15g

Kale-Ginger Suppe mit pochierten Eiern

Zubereitungszeit: 10 Minuten

Kochzeit: 16 Minuten

Portionsgröße: 4

Zutaten:

- 1 EL Butter
- 1/2 EL Sesamöl + extra zum Topping
- 1 kleine Zwiebel, fein geschnitten
- 3 Knoblauchzehen, gehackt
- 2 TL Ingwerpaste
- 2 Tassen gehacktbaby Grünkohl
- 2 Tassen gehackte grüne Bohnen
- 3 EL frisch gehackte Petersilie + extra zum Garnieren
- 4 Tassen Gemüsebrühe
- Salz und frisch gemahlener schwarzer Pfeffer nach Geschmack
- 3 Tassen Wasser
- 4 Eier

Wegbeschreibungen:

1. Bei mittlerer Hitze Butter und Sesamöl in einem großen Topf schmelzen. Zwiebel und Knoblauch anbraten, bis sie weich und duftend sind, 3 Minuten. Ingwer und Kochzeit unterrühren: für 2 Minuten.

2. Fügen Sie Grünkohl hinzu, was das Welken erlaubt, und gießen Sie grüne Bohnen, Petersilie und Gemüsebrühe. Mit Salz und schwarzem Pfeffer abschmecken. Abdeckung und kochen lassen; Wärme reduzieren und 7 bis 10 Minuten köcheln lassen.

3. In der Zwischenzeit Wasser in einem mittleren Topf bei mittlerer Hitze köcheln lassen. Wasser mit einem Löffel wirbeln und Eier nacheinander nacheinander in Wasser pochieren, 4 Minuten. Auf eine mit Papiertuch ausgekleidete Platte nehmen, um Das Wasser abzuleiten.

4. Drehen Sie die Hitze der Suppe ab und gießen Sie die Zutaten in einen Mixer. Pürieren, bis sehr glatt und teilen Sie sich in vier Schalen.

5. Jeweils mit einem Ei, Sesamöl und Petersilie.

Ernährung:

Kalorien 463, Gesamtfett 30,05g, Total Kohlenhydrate 8.5g, Fiber 2.7g, Net Carbs 5.8g, Protein 23.69g

SOUPS, STEWS & CHILIES

Split Erbsen & Karottensuppe

Zubereitungszeit: 35 MinutenPortionen: 3

Zutaten:

- 2 Tassen grüne geteilte Erbsen

- 3-4 mittelgroße Karotten, gehackt

- 1/2 einer großen gelben Zwiebel, gehackt

- 2 Knoblauchzehen, gehackt

- 1/2 TL gemahlener schwarzer Pfeffer

- 4 Tassen Wasser

- 1 EL Veggie-Basis oder 1 Bouillonwürfel (oder 3 Tassen Wasser mit 3 Tassen Gemüsebrühe

Wegbeschreibungen:

1. Fügen Sie Zwiebel und Knoblauch zu Instant Pot zusammen mit 1/3 Tasse Wasser und Schalten Sie den Sautée-Knopf. Lassen Sie es für ca. 5 Minuten sautée, bis Zwiebeln lichtdurchlässig werden.

2. Kombinieren Sie den Rest der Zutaten (außer Pepperin Instant Pot. Bedecken Sie den Topf mit Deckel und

schalten Sie die manuelle Taste auf 7 Minuten über hohen Druck. Setzen Sie den Dampfablösegriff auf "Versiegelung".

3. Wenn die Zeit vorbei ist, lassen Sie den Druck natürlich für 15 Minuten los. Lassen Sie die Suppe für einige Zeit abkühlen. Fügen Sie schwarzen Pfeffer hinzu und mischen Sie mit einem Tauchmixer die Suppe so, dass noch einige Brocken übrig sind.

4. Fügen Sie eine zusätzliche 1/2 Tasse Wasser hinzu, wenn die Suppe zu dick ist.

5. Servieren Sie heiß und genießen.

Cheesy Brokkoli und Kartoffelsuppe

Zubereitungszeit: 40 MinutenPortionen: 2

Zutaten:

- Kartoffeln, geschält und dann gehackt
- 3 Karotten, gehackt
- 1 Brokkolikopf, gehackt
- 4 Tassen Wasser
- 2 TL Chilipulver
- 1 TL Knoblauchpulver
- 1/2 TL geräucherter Paprika
- 1 TL Kurkuma
- 2 TL Salz
- 1/3 Tasse Nährhefe
- 1/2 Zitrone, gepresst

Wegbeschreibungen:

1. Brokkolikopf zusammen mit 1 Tasse Wasser auf einen Untersetzer in iPot legen. Bedecken Sie den Topf mit Deckel, schalten Sie die manuelle Taste ein und stellen Sie den Timer für 3 Minuten ein. Sobald fertig, sofort den Dampf loslassen. Brokkoli entfernen, in kleine Stücke hacken.

2. Sauberer Innentopf. Fügen Sie Kartoffeln zu Instant Pot hinzu. Fügen Sie Karotten und restliche Zutaten mit

Ausnahme von Zitronensaft und Nährhefe hinzu.

3. Schalten Sie die manuelle Taste für 10 Minuten über hohen Druck ein. Setzen Sie den Dampfablösegriff auf "Versiegelung". Sobald der Timer piept, lassen Sie den Druck für 10 Minuten auf natürliche Weise loslassen und den Griff auf "Entlüftung" einstellen, um den verbleibenden Dampf freizusetzen.

4. Mischen Sie die Suppe mit einem Tauchmixer bis glatt. Zitronensaft und Nährhefe zugeben und schnell wieder vermischen.

5. Jetzt gehackten Brokkoli dazugeben und einfach mit einem Löffel vermischen und servieren!

Black Beans Soup

Diese schwarze Bohnensuppe kann als köstliches Topping über gedämpfte Kartoffeln oder Reis verwendet werden.

Zubereitungszeit: 70 MinutenPortionen: 2

Zutaten:

- 3 Tassen trockene schwarze Bohnen, gespült
- 1 Karotte, gehackt
- 1 gelbe Zwiebel, gewürfelt
- 3 Selleriestiele, gehackt
- 41/2 Tassen Wasser
- 2 TL Gemüsebasis (oder verwenden Sie 2 Tassen Wasser mit 2 Tassen Gemüsebrühe
- 6 Knoblauchzehen, gehackt
- 1 EL Kreuzkümmel
- 1 TL Cayennepfeffer
- 1 TL Chilipulver
- Saft von 1 Limette
- 1/4 Tasse Koriander

Wegbeschreibungen:

1. Abspülen und abtropfen lassen Bohnen.
2. Mit Ausnahme von Koriander und Limettensaft, fügen Sie alle Zutaten instant Pot und rühren gut. Stellen Sie die Belüftung auf die Oberseite auf "Dichtung" und

Abdeckung mit Deckel. Schalten Sie die manuelle Taste für 30 Minuten über hohen Druck ein.

3. Nach dem Ende lassen Sie den Dampf für etwa 15-20 Minuten auf natürliche Weise loslassen. Stellen Sie den Dampfablösegriff auf "Entlüftung" ein.

4. Koriander und Limettensaft zugeben. Verwenden Sie einen Tauchmixer, um die Suppe leicht zu mischen.

Optional können einige Avocado-, Salsa- oder Tortilla-Chips hinzugefügt werden, um diese tolle Suppe zu begleiten!

SAUCES UND KONDIMENTS

Tomatenkonfitüre

Zubereitungszeit: 10 Minuten

Kochzeit: 20 Minuten

Portionen: 16

Zutaten:

- 2 Pfund Tomaten
- 1/4 Teelöffel. gemahlener schwarzer Pfeffer
- 1/2 Teelöffel. Salz
- 1/4 Tasse Kokoszucker
- 1/2 Teelöffel. Weißweinessig
- 1/4 Teelöffel. geräucherter Paprika

Wegbeschreibungen:

1. Legen Sie einen großen Topf mit Wasser bei mittlerer Hitze gefüllt, bringen Sie es zum Kochen, dann Tomaten hinzufügen und kochen für 1 Minute.

2. Tomaten in eine Schüssel mit gekühltem Wasser geben, 2 Minuten stehen lassen und dann von Hand schälen.

3. Die Tomaten schneiden, Samen entfernen und entsorgen, dann Tomaten hacken und in einen großen Topf geben.

4. Zucker über Kokosnuss streuen, rühren, bis er gemischt ist und 10 Minuten stehen lassen.

5. Dann legen Sie den Topf über mittlere hitze, Kochzeit: für 15 Minuten, dann fügen Sie die restlichen Zutaten außer Essig und Kochzeit: für 10 Minuten, bis verdickt.

6. Topf von der Hitze nehmen, Essig einrühren und servieren.

Nährwert:

Kalorien: 17.6 Cal

Fett: 1.3 g

Kohlenhydrate: 1.5 g

Protein: 0,2 g

Faser: 0,3 g

Nährwert:

Kalorien: 90 Cal

Fett: 7 g

Kohlenhydrate: 5 g

Protein: 2 g

Faser: 1 g

Knoblauch, Parmesan und weiße Bumbe Hummus

Zubereitungszeit: 5 Minuten

Kochzeit: 0 Minute

Portionen: 6

Zutaten:

- 4 Knoblauchzehen, geschält
- 12 Unzen gekochte weiße Bohnen
- 1/8 Teelöffel Salz
- 1/2 Zitrone, zested
- 1 Esslöffel Zitronensaft
- 1 Esslöffel Olivenöl
- 3 Esslöffel Wasser
- 1/4 Tasse geriebener Parmesankäse

Wegbeschreibungen:

1. Alle Zutaten in der Reihenfolge in einer Küchenmaschine oder einem Mixer aufstellen und dann 3 bis 5 Minuten mit hoher Geschwindigkeit pulsieren, bis die dicke Mischung zusammenkommt.
2. Den Hummus in eine Schüssel geben und servieren.

Grüne Göttin Hummus

Zubereitungszeit: 5 Minuten

Kochzeit: 0 Minute

Portionen: 6

Zutaten:

- 1/4 Tasse Tahini
- 1/4 Tasse Zitronensaft
- 2 Esslöffel Olivenöl
- 1/2 Tasse gehackte Petersilie
- 1/4 Tasse gehacktes Basilikum
- 3 Esslöffel gehackte Schnittlauch
- 1 große Knoblauchzehe, geschält, gehackt
- 1/2 Teelöffel Salz
- 15-Unzen gekochte Kichererbsen
- 2 Esslöffel Wasser

Wegbeschreibungen:

1. Alle Zutaten in der Reihenfolge in einer Küchenmaschine oder einem Mixer aufstellen und dann 3 bis 5 Minuten mit hoher Geschwindigkeit pulsieren, bis die dicke Mischung zusammenkommt.
2. Den Hummus in eine Schüssel geben und servieren.

Nährwert:

Kalorien: 110.4 Cal

Fett: 6 g

Kohlenhydrate: 11.5 g

Protein: 4,8 g

Faser: 2,6 g

Kale und Walnuss Pesto

Zubereitungszeit: 5 Minuten

Kochzeit: 10 Minuten

Portionen: 4

Zutaten:

- 1/2 Bund Grünkohl, Blätter hacken
- 1/2 Tasse gehackte Walnüsse
- 2 Knoblauchzehen, geschält
- 1/4 Tasse Nährhefe
- 1/2 Zitrone, entsaftet
- 1/4 Tasse Olivenöl
- 1/4 Teelöffel. gemahlener schwarzer Pfeffer
- 1/3 Teelöffel. Salz

Wegbeschreibungen:

1. Legen Sie einen großen Topf mit Wasser bei mittlerer Hitze gefüllt, bringen Sie es zum Kochen, dann fügen Sie Grünkohl und kochen für 5 Minuten, bis zart.

2. Grünkohl abtropfen lassen, dann in einen Mixer geben, die restlichen Zutaten hinzufügen und dann 5 Minuten pulsieren, bis es glatt ist.

3. Sofort servieren.

Nährwert:

Kalorien: 344 Cal

Fett: 29 g

Kohlenhydrate: 16 g

Protein: 9 g

Faser: 6 g

Snacks

Juicy Brussel Sprouts

Zubereitungszeit: 10 Minuten

Kochzeit: 10 Minuten

Gesamtzeit: 20 Minuten

Portionen: 04

Zutaten:

- 1-Pfund-Rosenkohl, getrimmt

- 1/4 Tasse grüne Zwiebeln, gehackt

- 6 Kirschtomaten, halbiert

- 1 Esslöffel Olivenöl

- Salz und schwarzer Pfeffer nach Geschmack

So bereiten Sie sich vor:

1. Nehmen Sie eine Backform passend in Ihre Luft Fritteuse passen.

2. Rosenkohl mit Salz und schwarzem Pfeffer in die Schale werfen.

3. Legen Sie diese Schale in die Luftfritteuse und versiegeln Sie die Fritteuse.

4. Kochzeit: die Sprossen für 10 Minuten bei 350 Grad F auf Luft Fritteuse-Modus.

5. Werfen Sie diese Sprossen mit grünen Zwiebeln, Tomaten, Olivenöl, Salz und Pfeffer in einer Salatschüssel.

6. Verschlingen.

Nährwerte:

Kalorien 361

Fett insgesamt 16,3 g

Gesättigtes Fett 4,9 g

Cholesterin 114 mg

Natrium 515 mg

Gesamt Kohlenhydrate 29,3 g

Faser 0,1 g

Zucker 18,2 g

Protein 3,3 g

Balsamico Artischocken

Zubereitungszeit: 10 Minuten

Kochzeit: 7 Minuten

Gesamtzeit: 17 Minuten

Portionen: 04

Zutaten:

- 4 große Artischocken, getrimmt
- 1/4 Tasse Olivenöl
- 2 Knoblauchzehen, gehackt
- 2 Esslöffel Zitronensaft
- 2 Teelöffel Balsamico-Essig
- 1 Teelöffel Oregano, getrocknet
- Salz und schwarzer Pfeffer nach Geschmack

So bereiten Sie sich vor:

1. Artischocken mit Salz und Pfeffer abschmecken und dann mit der Hälfte des Zitronensaftes und des Öls reiben.

2. Fügen Sie die Artischocken zu einer Backform hinzu, die geeignet ist, in die Luftfritteuse zu passen.

3. Die Artischockenschale in den Luftfritteuschenkorb geben und versiegeln.

4. Kochzeit: sie für 7 Minuten bei 360 Grad F auf Luft Fritteuse-Modus.

5. Restlichen Zitronensaft und Öl, Essig, Oregano, Knoblauch, Salz und Pfeffer in einer Schüssel verrühren.

6. Gießen Sie diese Mischung über die Artischocken und mischen Sie sie gut.

7. Genießen.

Nährwerte:

Kalorien 119

Gesamtfett 14 g

Gesättigte Fettsäuren 2 g

Cholesterin 65 mg

Natrium 269 mg

Karben insgesamt 19 g

Faser 4 g

Zucker 6 g

Protein 5g

Tomaten Kebabs

Zubereitungszeit: 10 Minuten

Kochzeit: 6 Minuten

Gesamtzeit: 16 Minuten

Portionen: 04

Zutaten:

- 3 Esslöffel Balsamico-Essig

- 24 Kirschtomaten

- 2 Tassen veganer Feta-Käse, in Scheiben geschnitten

- 2 Esslöffel Olivenöl

- 3 Knoblauchzehen, gehackt

- 1 Esslöffel Thymian, gehackt

- Salz und schwarzer Pfeffer nach Geschmack

Dressing:

- 2 Esslöffel Balsamico-Essig

- 4 Esslöffel Olivenöl

- Salz und schwarzer Pfeffer nach Geschmack

So bereiten Sie sich vor:

1. In einer mittleren Schüssel Öl, Knoblauchzehen, Thymian, Salz, Essig und schwarzen Pfeffer kombinieren.

2. Die Tomaten gut mischen, dann hinzufügen und großzügig beschichten.

3. 6 Tomaten und Käsescheiben alternativ auf jeden Spieß fädeln.

4. Legen Sie diese Spieße in den Luftfritteuschenkorb und versiegeln Sie ihn.

5. Kochzeit: sie für 6 Minuten im Luftfritteusenmodus bei 360 Grad F.

6. In der Zwischenzeit die Dressing-Zutaten zusammenrühren.

7. Die gekochten Spieße auf die Servierteller legen.

8. Gießen Sie den Essig-Dressing über sie.

9. Genießen.

Nährwerte:

Kalorien 231

Fett insgesamt 20,1 g

Gesättigtes Fett 2,4 g

Cholesterin 110 mg

Natrium 941 mg

Gesamt Kohlenhydrate 20,1 g

Faser 0,9 g

Zucker 1,4 g

Protein 4,6 g

Leeks Mit Butter

Zubereitungszeit: 10 Minuten

Kochzeit: 7 Minuten

Gesamtzeit: 17 Minuten

Portionen: 04

Zutaten:

- 1 Esslöffel vegane Butter, geschmolzen
- 1 Esslöffel Zitronensaft
- 4 Lauch, gewaschen und halbiert
- Salz und schwarzer Pfeffer nach Geschmack

So bereiten Sie sich vor:

1. Nehmen Sie eine Backform passend in Ihre Luft Fritteuse passen.
2. Den Lauch mit Butter, Salz und schwarzem Pfeffer in die Schüssel werfen.
3. Legen Sie das Gericht in den Luft fritteuserKorb.
4. Versiegeln Sie die Fritteuse und Kochzeit: die Karotten für 7 Minuten bei 350 Grad F auf Luft Fritteuse-Modus.
5. Fügen Sie einen Nieselregen von Zitronensaft hinzu.
6. Gut mischen und dann servieren.

Nährwerte:

Kalorien 231

Fett insgesamt 20,1 g

Gesättigtes Fett 2,4 g

Cholesterin 110 mg

Natrium 941 mg

Gesamt Kohlenhydrate 20,1 g

Faser 0,9 g

Zucker 1,4 g

Protein 4,6 g

Petersilienkartoffeln

Zubereitungszeit: 10 Minuten

Kochzeit: 10 Minuten

Gesamtzeit: 20 Minuten

Portionen: 4

Zutaten:

- 1-Pfund-Goldkartoffeln, in Scheiben geschnitten
- 2 Esslöffel Olivenöl
- 1/4 Tasse Petersilienblätter, gehackt
- Saft aus 1/2 Zitrone
- Salz und schwarzer Pfeffer nach Geschmack

So bereiten Sie sich vor:

1. Nehmen Sie eine Backform passend in Ihre Luft Fritteuse passen.
2. Die Kartoffeln hineinlegen und mit Salz, Pfeffer, Olivenöl und Zitronensaft abschmecken.
3. Die Backform in den Luftfritteusenkorb geben und versiegeln.
4. Kochzeit: die Kartoffeln für 10 Minuten bei 350 Grad F im Luftfritteusenmodus.
5. Mit Petersiliengarnitur warm servieren.
6. Verschlingen.

Nährwerte:

Kalorien 205

Fett insgesamt 22,7 g

Gesättigtes Fett 6,1 g

Cholesterin 4 mg

Natrium 227 mg

Gesamt Kohlenhydrate 26,1 g

Faser 1,4 g

Zucker 0,9 g

Protein 5,2 g

Butter Karotten

Zubereitungszeit: 10 Minuten

Kochzeit: 10 Minuten

Gesamtzeit: 20 Minuten

Portionen: 04

Zutaten:

- 2 Tassen Baby Karotten
- 1 Esslöffel brauner Zucker
- 1/2 Esslöffel vegane Butter, geschmolzen
- Jede Prise Salz und schwarzer Pfeffer

So bereiten Sie sich vor:

1. Nehmen Sie eine Backform passend in Ihre Luft Fritteuse passen.
2. Karotten mit Zucker, Butter, Salz und schwarzem Pfeffer in die Backform werfen.
3. Legen Sie die Schale in den Luftfritteusekorb und versiegeln Sie die Fritteuse.
4. Kochzeit: die Karotten für 10 Minuten bei 350 Grad F auf Luft Fritteuse-Modus.
5. Genießen.

Nährwerte:

Kalorien 119

Gesamtfett 14 g

Gesättigte Fettsäuren 2 g

Cholesterin 65 mg

Natrium 269 mg

Karben insgesamt 19 g

Faser 4 g

Zucker 6 g

Protein 5g

Gebratener Spargel

Zubereitungszeit: 10 Minuten

Kochzeit: 8 Minuten

Gesamtzeit: 18 Minuten

Portionen: 04

Zutaten:

- 2 Pfund frischer Spargel, getrimmt
- 1/2 Teelöffel Oregano, getrocknet
- 4 Unzen veganer Feta-Käse, zerbröselt
- 4 Knoblauchzehen, gehackt
- 2 Esslöffel Petersilie, gehackt
- 1/4 Teelöffel Paprikaflocken
- 1/4 Tasse Olivenöl
- Salz und schwarzer Pfeffer nach Geschmack
- 1 Teelöffel Zitronenschale
- 1 Zitrone, entsaftet

So bereiten Sie sich vor:

1. Zitronenschale mit Oregano, Pfefferflocken, Knoblauch und Öl in einer großen Schüssel kombinieren.
2. Spargel, Salz, Pfeffer und Käse in die Schüssel geben.
3. Den Spargel gut in den Luftfritteusekorb legen.
4. Versiegeln Sie die Fritteuse und Kochzeit: sie für 8 Minuten bei 350 Grad F auf Air Fritteuse Modus.

5. Mit Petersilie und Zitronensaft garnieren.

6. Genießen Sie warm.

Nährwerte:

Kalorien 201

Fett insgesamt 8,9 g

Gesättigtes Fett 4,5 g

Cholesterin 57 mg

Natrium 340 mg

Gesamt Kohlenhydrate 24,7 g

Faser 1,2 g

Zucker 1,3 g

Protein 15,3 g

DESSERTS UND DRINKS

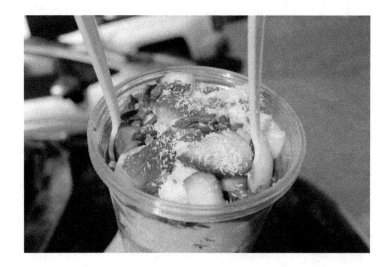

Cashew HaferMuffins

Zubereitungszeit: 10 Minuten

Kochzeit: 22 Minuten

Gesamtzeit: 32 Minuten

Portionen: 12

Zutaten:

- 3 Tassen haferter Hafer
- 3/4 Tasse rohe Cashews
- 1/4 Tasse Ahornsirup
- 1/4 Tasse Zucker
- 1 Teelöffel Vanilleextrakt
- 1/2 Teelöffel Salz
- 1 1/2 Teelöffel Backpulver
- 2 Tassen Wasser

So bereiten Sie sich vor:

1. Heizen Sie Ihren Ofen auf 375 Grad F vor.

2. Die trockenen Zutaten in einer Schüssel und die nassen Zutaten in einer anderen Schüssel zusammenrühren.

3. Schlagen Sie die beiden Mischungen zusammen, bis sie glatt sind.

4. Falten Sie in Cashews und geben Sie ihm eine sanfte Rührung.

5. Ein Muffintablett mit Muffinbechern auslegen und den

Muffinteig gleichmäßig unter die Tassen legen.

6. 22 Minuten backen und servieren.

Nährwerte:

Kalorien 398

Fett insgesamt 13,8 g

Gesättigtes Fett 5,1 g

Cholesterin 200 mg

Natrium 272 mg

Karben insgesamt 53,6 g

Faser 1 g

Zucker 12,3 g

Protein 1,8 g

Apfelsauce Muffins

Zubereitungszeit: 10 Minuten

Kochzeit: 25 Minuten

Gesamtzeit: 35 Minuten

Portionen: 12

Zutaten:

- 2 Tassen Vollkornmehl
- 1 Teelöffel Backpulver
- 1 Teelöffel Backpulver
- 1/2 Teelöffel Salz
- 1 Teelöffel Zimt
- 1/2 Teelöffel gemahlenes Allspice
- 1/2 Tasse brauner Zucker
- 15 Unzen Apfelsauce
- 1/2 Tasse Mandelmilch
- 1 Teelöffel Vanille
- 1 Teelöffel Apfelessig
- 1/2 Tasse Rosinen
- 1/2 Tasse Apfel, gewürfelt

So bereiten Sie sich vor:

1. Heizen Sie Ihren Ofen auf 350 Grad F vor.
2. Die trockenen Zutaten in einer Schüssel und die nassen

Zutaten in einer anderen Schüssel zusammenrühren.

3. Schlagen Sie die beiden Mischungen zusammen, bis sie glatt sind.

4. In Äpfeln und Rosinen falten, sanft rühren.

5. Ein Muffintablett mit Muffinbechern auslegen und den Muffinteig gleichmäßig unter die Tassen legen.

6. Fast 25 Minuten backen und servieren.

Nährwerte:

Kalorien 232

Fett insgesamt 8,9 g

Gesättigtes Fett 4,5 g

Cholesterin 57 mg

Natrium 340 mg

Gesamt Kohlenhydrate 24,7 g

Faser 1,2 g

Zucker 12,3 g

Protein 5,3 g

Karotten-Leinsamen-Muffins

Zubereitungszeit: 10 Minuten

Kochzeit: 20 Minuten

Gesamtzeit: 30 Minuten

Portionen: 12

Zutaten:

- 2 Esslöffel gemahlener Flachs
- 5 Esslöffel Wasser
- 3/4 Tasse Mandelmilch
- 3/4 Tasse Apfelsauce
- 1/2 Tasse Ahornsirup
- 1 Teelöffel Vanilleextrakt
- 1 1/2 Tassen Vollkornmehl
- 1/2 Tasse haferter Hafer
- 1 Teelöffel Backpulver
- 1 1/2 Teelöffel Backpulver
- 1/2 Teelöffel Salz
- 1 Teelöffel gemahlener Zimt
- 1/4 Teelöffel gemahlener Ingwer
- 1 Tasse geriebene Karotte

So bereiten Sie sich vor:

1. Leinsamen mit Wasser in einer Schüssel verrühren und

10 Minuten lang lassen

2. Heizen Sie Ihren Ofen auf 350 Grad F vor.

3. Die trockenen Zutaten in einer Schüssel und die nassen Zutaten in einer anderen Schüssel zusammenrühren.

4. Schlagen Sie die beiden Mischungen zusammen, bis sie glatt sind.

5. In Leinsamen und Karotten falten, sanft rühren.

6. Ein Muffintablett mit Muffinbechern auslegen und den Muffinteig gleichmäßig unter die Tassen legen.

7. 20 Minuten backen und servieren.

Nährwerte:

Kalorien 172

Fett insgesamt 11,8 g

Gesättigtes Fett 4,4 g

Cholesterin 62 mg

Natrium 871 mg

Karben insgesamt 45,8 g

Faser 0,6 g

Zucker 2,3 g

Protein 4 g

Banane Walnuss Muffins

Zubereitungszeit: 10 Minuten

Kochzeit: 18 Minuten

Gesamtzeit: 28 Minuten

Portionen: 12

Zutaten:

- 4 große entsteinte Datteln, gekocht
- 1 Tasse Mandelmilch
- 2 Esslöffel Zitronensaft
- 21/2 Tassen Hafergerollt
- 1 Teelöffel Backpulver
- 1 Teelöffel Backpulver
- 1 Teelöffel Zimt
- 1/4 Teelöffel Muskatnuss
- 1/8 Teelöffel Salz
- 1 1/2 Tassen pürierte Banane
- 1/4 Tasse Ahornsirup
- 1 Esslöffel Vanilleextrakt
- 1 Tasse Walnüsse, gehackt

So bereiten Sie sich vor:

1. Heizen Sie Ihren Ofen auf 350 Grad F vor.

2. Die trockenen Zutaten in einer Schüssel und die nassen Zutaten in einer anderen Schüssel zusammenrühren.

3. Schlagen Sie die beiden Mischungen zusammen, bis sie glatt sind.

4. Falten Sie in Walnüssen und geben Sie es eine sanfte Rühren.

5. Ein Muffintablett mit Muffinbechern auslegen und den Muffinteig gleichmäßig unter die Tassen legen.

6. 18 Minuten backen und servieren.

Nährwerte:

Kalorien 265

Gesamtfett 14 g

Gesättigte Fettsäuren 7 g

Cholesterin 632 mg

Natrium 497 mg

Karben insgesamt 36 g

Faser 3 g

Zucker 10 g

Protein 5 g

Banane Zimt Muffins

Zubereitungszeit: 10 Minuten

Kochzeit: 22 Minuten

Gesamtzeit: 32 Minuten

Portionen: 12

Zutaten:

- 3 sehr reife Bananen, püriert
- 1/2 Tasse Vanille Mandelmilch
- 1 Tasse Zucker
- 2 Tassen Mehl
- 1 Teelöffel Backpulver
- 1/2 Teelöffel Zimt
- 1/4 Teelöffel Salz

So bereiten Sie sich vor:

1. Heizen Sie Ihren Ofen auf 350 Grad F vor.
2. Die trockenen Zutaten in einer Schüssel und die nassen Zutaten in einer anderen Schüssel zusammenrühren.
3. Schlagen Sie die beiden Mischungen zusammen, bis sie glatt sind.
4. Ein Muffintablett mit Muffinbechern auslegen und den Muffinteig gleichmäßig unter die Tassen legen.
5. 22 Minuten backen und servieren.

Nährwerte:

Kalorien 427

Fett insgesamt 31,1 g

Gesättigtes Fett 4,2 g

Cholesterin 123 mg

Natrium 86 mg

Gesamt Kohlenhydrate 29 g

Zucker 12,4 g

Faser 19,8 g

Protein 3,5 g

Haferflocken Raisin Muffins

Zubereitungszeit: 10 Minuten

Kochzeit: 35 Minuten

Gesamtzeit: 45 Minuten

Portionen: 12

Zutaten:

- 2 1/2 Tassen Hafergerollt
- 1/2 Tasse Hafermehl
- 1 Teelöffel Backpulver
- 1/2 Teelöffel Backpulver
- 1/2 Teelöffel Salz
- 1 Esslöffel Zimt
- 1/2 Teelöffel gemahlene Muskatnuss
- 4 reife Bananen, püriert
- 1 Apfel, gerieben
- 1/2 Tasse Mandelmilch
- 2 Teelöffel Vanilleextrakt
- 1/2 Tasse Rosinen
- 1/2 Tasse gehackte Walnüsse

So bereiten Sie sich vor:

1. Heizen Sie Ihren Ofen auf 350 Grad F vor.
2. Die trockenen Zutaten in einer Rührschüssel und die nassen Zutaten in einer separaten Schüssel verrühren.

3. Schlagen Sie die beiden Mischungen zusammen, bis sie glatt sind.

4. In Äpfeln, Walnüssen und Rosinen falten, sanft rühren.

5. Ein Muffintablett mit Muffinbechern auslegen und den Muffinteig gleichmäßig unter die Tassen legen.

6. Fast 35 Minuten backen und servieren.

Nährwerte:

Kalorien 398

Gesamtfett 6 g

Gesättigte Fettsäuren 7 g

Cholesterin 632 mg

Natrium 497 mg

Karben insgesamt 91 g

Faser 3 g

Zucker 83 g

Protein 2 g

9 781802 411904